BEI GRIN MACHT SICH IHR WISSEN BEZAHLT

Bibliografische Information der Deutschen Nationalbibliothek:

Die Deutsche Bibliothek verzeichnet diese Publikation in der Deutschen National-
bibliografie; detaillierte bibliografische Daten sind im Internet über http://dnb.d-
nb.de/ abrufbar.

Impressum:

Copyright © 2017 GRIN Verlag
Druck und Bindung: Books on Demand GmbH, Norderstedt Germany
ISBN: 9783668604315

Dieses Buch bei GRIN:

https://www.grin.com/document/384962

Vladislav Seifert

Christlicher Glaube und Gesundheit. Eine Betrachtung aus Public Health-Sicht

GRIN Verlag

GRIN - Your knowledge has value

Der GRIN Verlag publiziert seit 1998 wissenschaftliche Arbeiten von Studenten, Hochschullehrern und anderen Akademikern als eBook und gedrucktes Buch. Die Verlagswebsite www.grin.com ist die ideale Plattform zur Veröffentlichung von Hausarbeiten, Abschlussarbeiten, wissenschaftlichen Aufsätzen, Dissertationen und Fachbüchern.

Besuchen Sie uns im Internet:

http://www.grin.com/

http://www.facebook.com/grincom

http://www.twitter.com/grin_com

Hochschule für Gesundheit
Department of Community Health

Christlicher Glaube und Gesundheit

Hausarbeit

Studiengang: Gesundheit und Diversity
Modul: Theorien und Konzepte von Diversity (M 08)

Vorgelegt von: Vladislav Seifert

Bochum, den 25.08.2017

Inhaltsverzeichnis

1. Einleitung

In einer säkularisierenden Welt und einem Deutschland, in dem seit Jahrzehnten eine hohe Anzahl an Kirchenaustritten zu verzeichnen ist (Klein und Albani 2007), war Religion und Glaube nahezu vollständig verdrängt aus dem Bewusstsein der denkenden rationalen Zunft der Gesundheitswissenschaften. Sigmund Freud zeichnete Anfang des vorherigen Jahrhunderts ein sehr negatives Bild des Glaubens und der Religion, die er als „kollektive Zwangsneurose" bezeichnete (Klein und Albani 2007, Koenig 2012, Bonelli 2016). Dieses Bild schien sich in den Köpfen der Menschen und der Forscher zu festigen. Es übertrug sich auch auf die Studienergebnisse bis Ende der 60er-Jahre. Diese stellten Religiosität überwiegend in Zusammenhang mit Ängstlichkeit und Depressivität dar (Klein und Albani 2007). Schleichend entstand eine große Lücke, der einst eng miteinander verwandten Heilungen, im religiösen und im naturwissenschaftlich medizinischen Gewand (Koenig 2012, Bonelli 2016).

Religion sei die älteste Form der Medizin (Sulmasy 2009). Heilung und Gesundheit sind ein wichtiger Aspekt im jüdisch geprägten Christentum. Im Alten Testament finden sich mehrere Stellen und Geschichten die Gesundheit und Krankheit thematisieren. Gesundheit wurde schon damals in einem mehrdimensionalen Kontext gesehen. So im Buch der Sprüche: „Eines Mannes Geist erträgt seine Krankheit; aber ein zerschlagener Geist, wer richtet ihn auf?" (Sprüche 18:14) oder „Huldvolle Worte sind eine Honigwabe, Süßes für die Seele und Gesundheit für das Gebein" (Sprüche 16:24). Auch im Neuen Testament ist Heilung und Gesundheit ein fester Bestandteil im Wirken Jesu. Er tritt oft in der Rolle eines Arztes in Erscheinung (Weissenrieder und Etzelmüller 2007, S.2750, Klein et al. 2011, S.128): „... Die Starken bedürfen nicht eines Arztes, sondern die Kranken. Ich bin nicht gekommen, Gerechte zu rufen, sondern Sünder" (Markus 2:17). Weiterhin tritt er auch als Wunderheiler auf, wenn der aktuelle Stand der Medizin versagt: " ... und vieles erlitten hatte von vielen Ärzten und alle ihre Habe verwandt und keinen Nutzen davon gehabt hatte (es war vielmehr schlimmer mit ihr geworden), ..." (Markus 5:26).

Die ersten westlichen Krankenhäuser wurden durch religiöse Organisationen gegründet. Über Jahrhunderte wurde den Medizinern die Lizenz zur Berufsausübung durch religiöse Instanzen erteilt. Durch die Säkularisierung des Gesundheitswesens schien die Verbindung zur Religiosität gekappt (Koenig 2012).

Seit den 80er Jahren geraten das Thema Spiritualität und Glaube in das Visier unterschiedlicher wissenschaftlicher Fachrichtungen. David B. Larson gilt als Pionier der Forschung im Feld von Gesundheit und Religion, der anfing, Sigmund Freuds Thesen wissenschaftlich zu überprüfen (Bonelli 2016). Als eine der Kerndimensionen von Diversity ist Glaube und Spiritualität ein wichtiger Teil der menschlichen Persönlichkeit. Auf unterschiedlichen Ebenen der Weltanschauung und dem individuellen Erleben der Wirklichkeit spielt persönlicher Glaube eine bedeutende Rolle. Aus diesem Grund widmen sich die Gesundheitswissenschaften vermehrt dem Glaubensaspekt und seinen Effekten auf die Gesundheit eines Individuums. Seit den 1990 Jahren lässt sich ein enormer Anstieg an Forschungsansätzen zum Zusammenhang zwischen Spiritualität und Gesundheit beobachten. Die Forschungsansätze beschäftigen sich mit der physischen, psychischen und der pflegewissenschaftlichen Dimension von Gesundheit (Klein *et al.* 2011, S.12).

Ziel dieser Arbeit ist den Zusammenhang zwischen dem christlichen Glauben und den möglichen gesundheitlichen Auswirkungen zu untersuchen. Weiterhin soll der aktuelle Forschungsstand zu dieser Thematik aufgezeigt werden. Außerdem soll die Frage beantwortet werden, ob christlicher Glaube als Gesundheitsressource dienen kann. Abschließend soll Freuds These, Religion wirke sich negativ auf die Gesundheit aus, durch die Forschungsergebnisse geprüft werden. Die Ermittlung möglicher positiver oder auch negativer Gesundheitseffekte ist relevant für Public Health. Dadurch könnten Maßnahmen abgeleitet werden die Gesundheit der Bürger zu verbessern und die Zusammenhänge in der Gesundheitsversorgung unter dem Aspekt von Diversity und Glaube besser zu verstehen. Die Betrachtung der gesundheitlichen Auswirkungen soll auf einer möglichst individuellen und persönlichen Ebene geschehen. Die institutionelle Makrosicht auf die Kirche ist nicht Gegenstand dieser Arbeit. Dieser Aspekt würde den Rahmen deutlich sprengen. Ebenso wird bei der zu untersuchenden Religionsrichtung eine Eingrenzung vorgenommen, indem möglichst nur christliche Glaubensrichtungen untersucht werden.

In den vorliegenden Studien wird meist nicht explizit und ausschließlich der christliche Glaube untersucht und der Begriff verwendet. Die meist verwendeten Begriffe sind Religion und Spiritualität (R/S). Jedoch ist anzumerken, dass die meisten Studien entweder aus den USA oder aus Europa stammen und überwiegend christliche Glaubensrichtungen untersuchen (Klein und Albani 2007, Bonelli 2016). Hier wurde keine Differenzierung hinsichtlich der christlichen Glaubensrichtungen vorgenommen.

Es wurden alle christlichen Glaubensströmungen, darunter die katholische, evangelische mit ihren Ausprägungen, freikirchliche und neue christliche Glaubensbewegungen wie Pfingstler, Charismatiker, Siebenten-Tags-Adventisten und ähnliche berücksichtigt.

R/S wird in der Forschung differenziert betrachtet. Spiritualität wird meist als intrinsisch motiviertes Bedürfnis nach Glauben und Göttlichkeit definiert. Religiosität wird eher als extrinsisch motiviert angesehen mit zum Beispiel dem Wunsch nach sozialer Anerkennung (Klein und Albani 2007, Sulmasy 2009). R/S wurde auf unterschiedliche Art gemessen. Als Kriterium, ob ein Proband der R/S zuzuordnen war, wurden die Zugehörigkeit zu einer Glaubensgemeinschaft, die persönliche Glaubenseinstellung und auch die Qualität der R/S gemessen an der Zahl von Kirchenbesuchen, dem Lesen der Bibel, der Anzahl an Gebeten und dem Singen christlicher Lieder (Macilvaine *et al.* 2013).

Die Definition von Gesundheit ist angelehnt an das Salutogenesemodell von Aaron Antonovsky. Die gesundheitlichen Auswirkungen, mögliche Stressoren und Ressourcen werden auf der physischen und psychischen Ebene untersucht. Der Kohärenzsinn in Form von Verstehbarkeit, Handhabbarkeit und Sinnhaftigkeit im Kontext des christlichen Glaubens durchleuchtet. Das Kapitel psychische Gesundheit beschäftigt sich mit dem Zusammenhang zwischen R/S und Coping, zu unterschiedlichen psychischen Erkrankungen wie bspw. Depression, zum subjektiven Wohlbefinden und mit den Wirkungspfaden von R/S auf psychisches Wohlbefinden. Das Kapitel physische Gesundheit beschäftigt sich mit den Wirkungspfaden von R/S auf körperlicher Ebene. Das Suizidverhalten wird in dieser Arbeit, obwohl meist der Psyche zugeordnet, in der physischen Ebene untersucht. Unter dem Argument, dass ein Suizid oder Suizidversuch einen sehr körperlichen Akt darstellt. Außerdem wird das Suchtverhalten und als Letztes die Compliance im Kontext von R/S beleuchtet.

1.1 Methodik

Es wurde eine systematische Literaturrecherche, eine Schlüsselwortsuche und eine Closed-circle Recherche durchgeführt. Die Recherche erfolgte außerdem in der Bibliothek der Hochschule für Gesundheit unter der Thematik „Religion und Gesundheit". Die systematische Literaturrecherche erfolgte auf der PubMed Datenbank durch Mesh-Terms ((("Christianity"[Mesh]) AND "Religion"[Mesh]) AND "Religion and Medicine"[Mesh]) AND "Religion and Psychology"[Mesh]. Der Filter wurde für die Literatur ab dem 1.1.1990 gesetzt. Die Suche lieferte 178 Treffer. Nach Durchsicht der Titel wurden 24 Artikel in die Vorauswahl der EndNote Literaturverwaltung aufgenommen. Die Schlüsselwortsuche nach „Glaube Religion Gesundheit" auf der Thieme Connect Online-Plattform lieferte 107 Treffer. Nach Durchsicht der Titel wurden 7 Artikel in die Vorauswahl genommen. In der Closed-circle Recherche wurden nach Durchsicht der Literaturverzeichnisse der Artikel, 18 weitere Artikel in die Vorauswahl aufgenommen. 3 Fachbücher wurden aus der Hochschulbibliothek der Vorauswahl hinzugefügt. Die Literatur lag in deutscher und englischer Sprache vor. Somit wurden 52 Literaturquellen in die Vorauswahl aufgenommen. Nach Durchsicht der Abstracts wurden 18 Literaturquellen als Grundlage für diese Arbeit ausgewählt. 34 Artikel wurden ausgeschlossen, da sie thematisch nicht der Beantwortung der Fragestellung dienten, zwar einen Bezug zu Religion und Spiritualität hatten aber nicht den gesundheitlichen Aspekt untersuchten.

2. Ergebnisse

2.1 Psychische Gesundheit

Etwa 80 % der Studien beschäftigten sich mit den psychischen Gesundheitsauswirkungen von R/S (Koenig 2012). Das breite Forschungsfeld über den Zusammenhang zwischen R/S und psychischer Gesundheit sei überwiegend im US-amerikanischen Raum angelegt. Dort habe R/S eine größere Bedeutung als in Deutschland. Ca. 95 % der US-Amerikaner glauben an Gott und ca. 66 % gehören einer Glaubensgemeinschaft an. Für 55 % sei R/S sehr wichtig in ihrem Leben.

In Deutschland gehören ca. 65 % einer christlichen Glaubensrichtung an. Jedoch sei für nur ca. 20 % ihr Glaube wichtig und ca. 54 % der Ostdeutschen sahen sich als Atheisten (Klein und Albani 2007). R/S gehe mit einer tendenziell besseren psychischen Gesundheit einher. Mit weniger Stress, höherer Lebenszufriedenheit und längerem Leben. Der positive Effekt schien umso stärker je intrinsischer die R/S ausgeprägt war (Klein und Albani 2007). R/S gehe mit tendenziell geringerer Depressivität einher und könne sich als eine unterstützende Ressource erweisen. Eine intrinsisch motivierte R/S könne die Symptome einer depressiven Episode abschwächen. Eine stark ausgeprägte Depression könne allerdings die aus R/S geschöpfte Ressource außer Kraft setzen (Grom 2012). Eine innerliche R/S stehe im negativen Zusammenhang mit Angstsymptomen. Gegenteilig könne, eine von außen motivierte R/S von Angstsymptomen begleitet sein (Klein und Albani 2007).

Die Ressource begründe sich nicht in R/S per se, sondern hänge davon ab wie R/S in die Bewältigungsfähigkeiten (Coping) eines Individuums integriert sei. Die Forschung unterscheidet zwischen einem positiven und einem negativen Coping im Kontext von R/S. Positives religiöses Coping (PRC) sei geprägt durch eine positive Beziehung zu Gott mit einem Gefühl von Verbundenheit und Lebenssinn. Negatives religiöses Coping zeichne sich wiederum durch eine negative und ambivalente Gottessicht aus, welcher oft streng sowie richtend wahrgenommen werde (Wigger *et al.* 2008, Sulmasy 2009, Voltmer *et al.* 2010). Im Trauerfall stehe NRC mit größerer emotionaler Belastung, stärker ausgeprägter depressiver Symptomatik und einer posttraumatischen Belastungsstörung im Zusammenhang. NRC wirke sich eher als zusätzlicher Stressor aus indem das Trauerereignis als Strafe Gottes angesehen werde begleitet vom Gefühl der Schuld (Voltmer *et al.* 2010). PRC hingegen wirke unterstützend im posttraumatischen Verarbeitungsprozess und der persönlichen Reifung. Die Stichprobe von 60 trauernden Probanden limitiere allerdings die Aussagekraft der Studie (Wigger *et al.* 2008). PRC könne als ein Puffer fungieren und Depressivität, Ängstlichkeit sowie Lebensunzufriedenheit reduzieren. PRC könne als zusätzliche Bewältigungsressource die allgemein-menschlichen Copingfähigkeiten unterstützen (Grom 2012).

Unter 303 Befragten einer evangelischen Kirchengemeinde in den USA wurde das subjektive Wohlbefinden im Zusammenhang mit der religiösen Hingabe untersucht. Die religiöse Hingabe wurde an der Anzahl an Kirchenbesuchen, Gebeten und den verbrachten Stunden beim Lesen der Bibel gemessen.

Nach Ergebnis der Studie sei das subjektive Wohlbefinden umso höher je stärker der Score der religiösen Hingabe. So könne das subjektive Wohlbefinden unter Christen verbessert werden, indem die religiöse Hingabe erhöht werde (Macilvaine *et al.* 2013). Andere Studien lieferten allerdings widersprüchliche Ergebnisse. So wirkte sich in einigen Studien höhere R/S positiv auf die psychische Gesundheit aus (Büssing und Mundle 2012). Den anderen Studien nach stehe extreme R/S im Zusammenhang mit höherer Depressivität (Bonelli 2016).

Zwei Übersichtsarbeiten fassen die Ergebnisse zu psychischer Gesundheit und R/S zusammen. Eine deutliche Mehrheit der 454 Studien zum Thema Coping zeigte eine helfende Wirkung von R/S beim Umgang mit negativen Ereignissen wie Krankheiten, Schmerzen, Trauer und terroristischen Anschlägen. 79 % der 326 Studien zum besseren subjektiven Wohlbefinden zeigten einen signifikanten Zusammenhang mit R/S auf. 29 der 40 Studien zum Hoffnungsempfinden berichteten von einem positiven Zusammenhang mit R/S. 81 % der 32 Studien wiesen einen Zusammenhang von R/S mit optimistischer Lebenseinstellung auf (Koenig 2012, Bonelli 2016). 42 der 69 Studien zur Selbstachtung beschrieben einen positiven Zusammenhang mit R/S. 3 % lieferten gegenteilige Ergebnisse. Niedrigere Selbstachtung könne durch Religiosität entstehen, da diese oft die Demut betone. 61 % der 444 Studien zu Depression und R/S berichteten von einem negativen Zusammenhang. Bei 6 % stand R/S mit erhöhter Depressivität in Verbindung. 56 % der 70 Langzeitstudien berichteten von milderen Symptomen infolge von Depressivität, wenn R/S stärker ausgeprägt war. 10 % der Studien gingen von einer erhöhten Depressivität aus. 33 % der 43 Studien stellten einen negativen Zusammenhang von psychotischen Symptomen mit R/S fest, während 23 % einen positiven Zusammenhang aufzeigten. 82 % der 74 Studien fanden eine signifikante Verbindung zwischen R/S und sozialer Unterstützung (Koenig 2012, Bonelli 2016).

So finde sich nach Auswertung aller Studienergebnisse der Übersichtsarbeiten bei 74,4 % der publizierten Studien eine statistisch signifikante Korrelation zwischen R/S und besserer psychischer Gesundheit. Das Vorurteil R/S wirke sich generell negativ auf die psychische Gesundheit aus, sei damit eindrucksvoll widerlegt. Vielmehr müsse R/S als eine psychodynamische Ressource angesehen werden. Jedoch solle diese nicht unkritisch verschrieben werden (Koenig 2012, Bonelli 2016).

Die Wirkungsweise von R/S auf die psychische Gesundheit sei ein komplexes Geflecht an Mechanismen (siehe Abb.1). So könne R/S zur Stressbewältigung beitragen, indem einem negativen Ereignis ein Sinn zugesprochen und eine positivere Weltsicht produziert wird. Im Rahmen des positiven religiösen Coping (PRC) trete Gott als eine Kontrollinstanz in Erscheinung, die existenzielle Ängste reduziere (Koenig 2012, Bonelli 2016). Die Dogmatik und das Vorhandensein von Regeln in religiösen Instanzen könne, bei Befolgung, negative Lebensereignisse verhindern. Die Abwendung solcher Ereignisse wie Scheidung, Straftaten bzw. Gefängnisaufenthalt und riskante sexuelle Praktiken führe zu positiveren Emotionen, wodurch das Risiko schlechter psychischer Gesundheit reduziert werde (Koenig 2012, Bonelli 2016). Außerdem führe prosoziales und helfendes Engagement der Nächstenliebe zu einem besseren subjektiven Wohlbefinden. Im negativen Fall könne Religion durch Exklusion, Ächtung, Verurteilung, Angst, Zwang und Kontrolle die psychosoziale Belastung erhöhen. Das Gefühl von Schuld und Sündhaftigkeit führe im Zusammenspiel mit negativem religiösen Coping (NRC) zu schlechterer psychischer Verfassung (Koenig 2012).

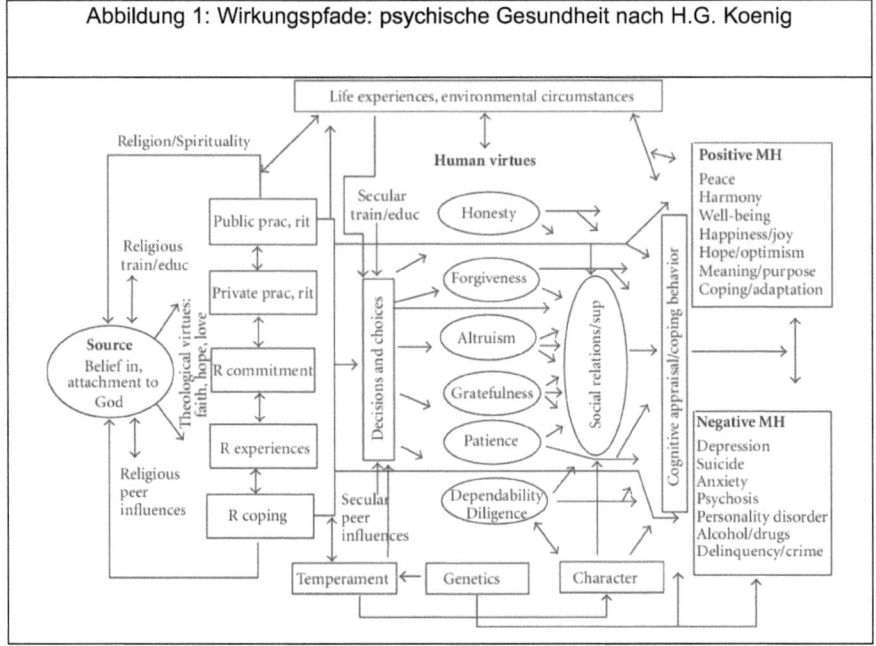

2.2 Physische Gesundheit

Es sei wenig darüber bekannt, wie sich R/S auf die physische Gesundheit leidtragender auswirkt. Glaube sei mit positiven und negativen Auswirkungen assoziiert (Cobb et al. 2014, S.131). So senke positives religiöses Coping (PRC, siehe dazu Kapitel 2.1) durch psychische Mechanismen das Stressniveau ab. Die neuroimmunologischen Effekte wirken sich auf die körperliche Gesundheit aus (Klein und Albani 2007).

Eine drei Jahre andauernde Längsschnittstudie an HIV Patienten zeigte eine verminderte Viruslast in Verbindung mit höherer R/S auf. Eine Untersuchung von älteren trauernden attestierte eine verbesserte physische Verfassung durch PRC. Andere Studien stellten einen Zusammenhang zwischen R/S und schlechterer physischer Verfassung her. Eine Untersuchung von trauernden Witwen mit einer höheren R/S als die Vergleichsgruppe der trauernden Witwer, stellte keinen Unterschied in der physischen Verfassung fest. Weitere Studien seien notwendig um den Effekt von R/S auf die physische Gesundheit zu beleuchten. Außerdem zeige der Forschungsstand, dass sich komplizierte Trauer auf das Krebsrisiko, Herzerkrankungen und Schlafstörungen auswirke. Komplizierte Trauer entstehe im Trauerfall und gehe mit Zweifeln an Gott und der eigenen R/S einher (Wigger *et al.* 2008, Cobb *et al.* 2014, S.131).

Eine Übersichtsarbeit fasst die Studienergebnisse zu physischen Gesundheitsauswirkungen im Zusammenhang mit R/S zusammen. Es sei kein direkter Effekt von R/S auf die physische Gesundheit anzunehmen, sondern durch psychosoziale und verhaltensbedingte Wirkungspfade. So seien ein hohes Stressniveau und negative Emotionen wie Angst und Depression mit schädlichen physiologischen Gesundheitsauswirkungen assoziiert (Koenig 2012). Ausgehend von dieser Verbindung führe hoher psychosozialer Stress zu einem erhöhten Risiko für koronare Herzkrankheiten (KHK). 63 % der 19 Studien stellten einen negativen Zusammenhang zwischen R/S und den KHK und einen niedrigeren Wert an Krankheitsmarkern her. 57 % der 63 Studien assoziierten R/S zu niedrigerem Blutdruck. 11 % der Studien brachten R/S mit höherem Blutdruck in Verbindung. Grund für erhöhten Blutdruck könne in religiösen Konflikten mit sich selbst und mit der Religionsgemeinschaft liegen (Koenig 2012).

4 von 9 Studien zeigten ein geringeres Risiko für Schlaganfall durch R/S. 48 % der 21 Studien zu Demenz und R/S, zeigten einen positiven Zusammenhang mit besseren kognitiven Fähigkeiten auf. 14 % der Studien brachten R/S mit schlechteren kognitiven Fähigkeiten in Verbindung. 55 % der 29 Studien brachten R/S mit einem niedrigeren Krebsrisiko und besserer Prognose in Verbindung. 7 % der Studien attestierten eine deutlich schlechtere Prognose. 68 % der 121 Studien berichteten von einer längeren Lebenserwartung in Verbindung mit höherer R/S (Koenig 2012).

Im Zusammenhang mit der Lebenserwartung wurde in vielen Studien das Suizidverhalten von Menschen mit einer niedrigen und einer hohen R/S untersucht und miteinander verglichen (Koenig 2012). So gehe R/S mit einer geringeren Suizidgefährdung einher. Allerdings könne eine schwere Depression den Schutzmechanismus von R/S außer Kraft setzen (Grom 2012). Religiöses Wohlergehen stehe im negativen Zusammenhang mit Suizidversuchen bei einer Gruppe von afroamerikanischen

Bürgern mit niedrigem Einkommen (Cobb *et al.* 2014, S.356). Das Präventionspotenzial von R/S liege nicht nur im christlichen Suizidverbot, sondern auch in der Bekämpfung der Suizidursachen. Die Ursachen für Suizid seien psychologischer, sozialer, verhaltensbedingter und physischer Natur. R/S könne auf unterschiedlichen Ebenen der Suizidalität präventiv als Ressource dienen (Koenig *et al.* 2012, S.179). Drei methodisch hochwertige Studien zeigten einen negativen Zusammenhang zwischen R/S und Suizidtoleranz auf. Häufiger Gottesdienstbesuch, höhere Religiosität und eine religiöse Erziehung korrelierten insbesondere bei Frauen, mit einer niedrigeren Selbstmordrate (Bonelli 2016). Gegenteilig unternahmen Menschen ohne religiöse Bindung mehr Selbstmordversuche auf ihre Lebenszeit bezogen, als die welche einer Glaubensgemeinschaft angehörten. Menschen ohne religiöse Bindung seien moralisch weniger gehemmt. So könne man mit einem hohen Evidenzgrad festhalten, dass ein statistisch signifikanter Zusammenhang zwischen R/S und niedrigerer Suizidrate besteht (Bonelli 2016). 75 % der 141 Studien in der Übersichtsarbeit berichteten von einem negativen Zusammenhang zwischen R/S und Suizidtendenzen/-versuchen und durchgeführten Suiziden. Von den 49 Studien mit der höchsten Methodikstrenge bestätigten 80 % den Zusammenhang zwischen R/S mit weniger Suiziden und Suizidversuchen sowie weniger Merkmale, die zu Suizid führen (Koenig 2012).

Die Wirkung von R/S auf die physische Gesundheit bilde ein komplexes Konstrukt an Wirkungspfaden und geschehe auf drei Wegen: psychologisch, sozial und verhaltensbedingt (siehe Abb.2). Psychische Gesundheit stehe in einem engen Verhältnis zur R/S. Die psychische Ebene interagiere mit der körperlichen. Ebenso hänge die soziale Komponente von R/S eng mit der psychischen zusammen und übe einen Einfluss auf das Verhalten eines Individuums aus (Koenig 2012, Bonelli 2016).

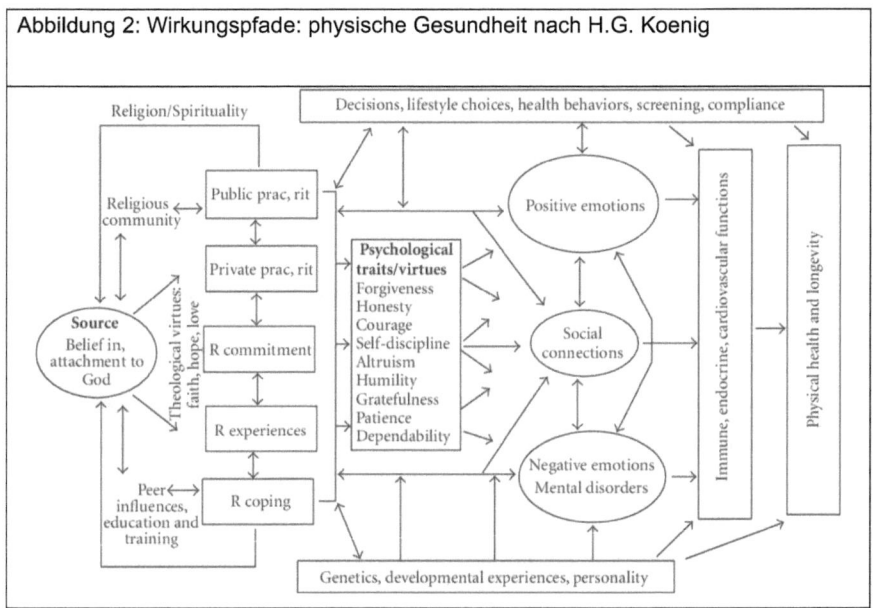

Abbildung 2: Wirkungspfade: physische Gesundheit nach H.G. Koenig

Einer der verhaltensbedingten Wirkungspfade liege im biblischen Gebot auf den eigenen Körper achtzugeben und ihn als einen „Tempel des Heiligen Geistes" zu betrachten (1 Korintherbrief 6:19-20). Dadurch begründe sich das Verbot des Alkohol-, Tabak- und Drogenkonsums. So werde ein Verhalten, welches potenziell den Körper schädigt, nicht gutgeheißen und in unterschiedlichen Graden sanktioniert (Koenig 2012). Eine große Anzahl an Studien untersuchte den Zusammenhang zwischen R/S und dem Gesundheitsverhalten sowie dem Konsum von Drogen, Alkohol und Tabak. So sei die Prävalenz für Alkoholabhängigkeit bei regelmäßigen Kirchgängern sowie Angehörigen bestimmter Religionsgemeinschaften signifikant niedriger als bei anderen Personen (Klein und Albani 2007). Auch war das höhere Durchschnittsalter der Jugendlichen für den Alkohol Erstkontakt mit R/S assoziiert (Bonelli 2016).

Eine Befragung von 345 lateinamerikanischen Christen in Texas erhob Daten zum Alkohol- und Tabakkonsum. Dabei wurde R/S nach Glaubenszugehörigkeit und Glaubenshingabe differenziert. Personen mit einer größeren Glaubenshingabe zeigten eine niedrigere Konsumrate von Alkohol und Tabak. Grund für den niedrigeren Konsum liege in der regelmäßigen Aufnahme von moralischen Botschaften, dem

Austausch mit anderen Gemeindemitgliedern, der Verinnerlichung von Gruppenwerten, möglichen Sanktionen und der Existenz von Vorbildern. Die Forschung im Bereich R/S und Gesundheit müsse differenzierter in der Glaubensrichtung erfolgen (Garcia *et al.* 2013). Zusammenfassend zum Alkoholkonsum zeigten 86 % der 278 Studien einen negativen Zusammenhang mit R/S auf. Ebenso kamen 84 % der 185 Studien zum Drogenkonsum zum gleichen Ergebnis. Die Mehrzahl der Studien wurde mit Jugendlichen bis ca. 22 Jahre durchgeführt. 90 % der 137 Studien zum Tabakrauchen berichteten von einem statistisch signifikanten negativen Zusammenhang mit R/S (Koenig 2012).

In den Wirkungspfaden von R/S und dem Gesundheitsverhalten spielt Compliance bzw. kooperatives Verhalten eine wichtige Rolle. So könne eine religiöse Überzeugung die Ablehnung einer medizinischen Behandlung nach sich ziehen. Dabei könne es zu Todesfällen kommen, wenn im Glauben an eine Wunderheilung ein medizinischer Eingriff abgelehnt wird. In diesem Fall werde Gott alleine die Heilungsfähigkeit zu- und dem behandelnden Arzt abgesprochen. Einen weiteren Fall von Non-Compliance stelle die Ablehnung von Bluttransfusionen dar (Klein und Albani 2007, Sulmasy 2009, Koenig 2012). Ein weiteres Problemfeld von Compliance und R/S stelle die Psychotherapie dar. Fundamentalistische Christen seien schwer zugänglich und kommen meist unfreiwillig zur Therapie. Ihr Verhältnis zur Medizin und Wissenschaft sei geprägt von Misstrauen und Ablehnung. Zusätzlich könne negatives religiöses Coping (NRC) den Erfolg der Psychotherapie sabotieren. Auch könne NRC zur Ablehnung von Medikamenten führen, wenn der Patient dies für sich als ein Zeichen von fehlendem Glauben wertet (Sonnenmoser 2010, Koenig *et al.* 2012, S.569). Um diesem Problem zu begegnen, müsse der Psychotherapeut Sensibilität und Kompetenz zur R/S seiner Patienten aufweisen. Dadurch könne er mögliche Ressourcen aber auch Risikofaktoren identifizieren (Freund H 2016, Marquardt und Demling 2016, Sonnenmoser 2017).

3. Diskussion

Basierend auf den Studienergebnissen und berücksichtigend, dass nahezu alle Studien den christlichen Glauben untersuchten, lassen sich die in der Einleitung formulierten Fragestellungen beantworten (Klein und Albani 2007, Bonelli 2016). Christlicher Glaube wirkt sich auf die Gesundheit eines Individuums aus. Der Forschungsstand zum Zusammenhang zwischen R/S und Gesundheit weist eine große Anzahl an methodisch hochwertigen Studien auf. Die Wirkungsweisen und der aktuelle Stand der Untersuchungen werden unter den nachfolgenden Kapiteln dargestellt.

3.1 Diskussion psychische Gesundheit

Christlicher Glaube kann als Ressource für die psychische Gesundheit eines Individuums angesehen werden. 74,4 % aller eingeschlossenen Studien bestätigen einen statistisch signifikanten Zusammenhang mit besserer psychischer Gesundheit (Koenig 2012, Bonelli 2016). Sigmund Freuds Annahme Religion sei generell gesundheitsschädlich, wird von den Studienergebnissen nicht gestützt. Ungefähr 80 % der Studien untersuchten die psychischen Gesundheitsauswirkungen (Koenig 2012). Die Evidenz ist in diesem Bereich hoch einzustufen. Die meisten Studien stammen aus den USA. Die Anzahl der deutschen Studien ist verhältnismäßig gering, es besteht weiterer Forschungsbedarf (Bonelli 2016). Der positive gesundheitliche Effekt auf die Psyche wird dann erreicht, wenn in die Bewältigungsstrategie positives religiöses Coping (PRC) integriert und wenn die Ursache des Glaubens intrinsisch motiviert ist (Wigger *et al.* 2008, Sulmasy 2009, Voltmer *et al.* 2010, Bonelli 2016). PRC ist geprägt von einem positiven Verhältnis zu Gott. Dadurch können problematische Lebensumstände leichter gemeistert werden. Die Bewältigung von Krankheit und Stress wird durch eine optimistische Weltsicht unterstützt. Das Gefühl der Kontrolle und einer schützenden Hand kann sich präventiv auf die Psyche auswirken und vor Depressionen schützen. Die multidimensionalen Wirkungspfade des christlichen Glaubens beinhalten eine starke soziale Komponente. Die Mitgliedschaft in einer Glaubensgemeinschaft kann als Ressource dienen. Durch die soziale Unterstützung, das Vorhandensein von Regeln und helfendes Engagement kann das subjektive Wohlbefinden verbessert werden. Relativiert wird die schützende Wirkung des Glaubens durch den potenziellen Stressor des negativen religiösen Coping (NRC) (Wigger *et al.* 2008, Sulmasy 2009). Dieses negative Verhältnis zu Gott ist geprägt von Schuldgefühlen und einer strafenden Gottessicht. NRC kann Depressivität verschlimmern. Die Frage stellt sich wie NRC verhindert und PRC gefördert werden kann. Ganz besonders im Hinblick auf die negativen Gedankenspiralen einer depressiven Symptomatik. Außerdem kann eine Mitgliedschaft in einer Glaubensgemeinschaft auch psychischen Stress verursachen im Falle, wenn die eigenen Vorstellungen und Verhaltensweisen nicht mit den, der Gemeindemitglieder konformgehen. Dies kann in Form von Exklusion, durch Zwang und Kontrolle zu psychischen Krankheiten führen und diese verschlimmern (Koenig 2012).

Bei den Studienergebnissen besteht die Frage nach Ursache und Wirkung. Meist wurde der Zusammenhang zwischen Gesundheit und dem christlichen Glauben untersucht. Es stellt sich die Frage, ob gesunde Menschen eher dazu tendieren gläubig zu sein oder ob der Glaube ursächlich für die bessere Gesundheit sei. Es besteht weiterer Forschungsbedarf die Kausalität zu untersuchen was ein bestimmter Glaubensaspekt gesundheitlich bewirkt und wie der Effekt auf der biologischen sowie psychologischen Ebene zu erklären ist. Es liegt die Vermutung nahe, dass die Ursache eher eine Wechselbeziehung darstellt. Einerseits kann der Glaube Einfluss auf die Gesundheit nehmen andererseits kann auch die Gesundheit den Glauben beeinflussen und verändern.

3.2 Diskussion physische Gesundheit

Die Wirkung des christlichen Glaubens auf die physische Gesundheit lässt sich als indirekt darstellen (Koenig 2012). Durch psychosoziale und verhaltensbedingte Wirkungspfade kann christlicher Glaube als Ressource für die physische Gesundheit angesehen werden. Das körperliche Wohlergehen steht in einer Wechselbeziehung zur psychischen Verfassung. 74,4 % der eingeschlossenen Studien stellten eine positive Verbindung zwischen dem christlichen Glauben und besserer psychischer Gesundheit her (Koenig 2012, Bonelli 2016). Daraus lässt sich eine Mehrzahl an positiven Effekten für das körperliche Wohlergehen ableiten. Eine Schlüsselrolle spielt dabei das subjektive Stressempfinden (Koenig 2012). Stress gilt als Risikofaktor für unterschiedliche Krankheiten wie Herz- und Gefäßerkrankungen, Blutdruck, Schlaganfall und das Krebsrisiko. Wenn der Glaube eine stresssenkende Funktion einnimmt, kann von einer physischen Gesundheitsressource gesprochen werden. Gegenteilig muss das NRC angeführt werden, wodurch das Stressniveau steigen kann und die o. g. Krankheiten begünstigen kann (Cobb et al. 2014, S.131).

Der christliche Glaube kann als ein Schutzfaktor gegen Suizid und Suizidversuche angesehen werden (Koenig 2012, Bonelli 2016). Einerseits fungiert er als Schutz durch die positiven Effekte auf die Psyche (siehe 3.1). Andererseits kann das Suizidverbot, verbunden mit der Angst im Jenseits dafür zusätzlich bestraft zu werden, schützend wirken. Diese Wirkungsgeflechte müssen genauer untersucht werden. Auch die Studienberichte in denen gläubige Menschen Suizidversuche unternommen haben bedarf weiterer Forschungsarbeit (Grom 2012). Die Frage stellt sich, ob sie nicht tief genug geglaubt haben oder ob das NRC die Suizidgefahr erhöht hat.

Das Gesundheitsverhalten hat einen entscheidenden Einfluss auf die Gesundheit. Der Konsum von Alkohol, Tabak und Drogen hat direkten Einfluss auf die Physiologie und Psyche. Die negativen Folgen sind vielfach untersucht und bestätigt. Zwischen 80-90 % der Studien zeigten einen negativen Zusammenhang mit dem christlichen Glauben auf (Klein und Albani 2007, Koenig 2012, Garcia et al. 2013). Gläubige Menschen rauchen weniger, trinken weniger Alkohol und nehmen weniger Drogen. Damit können negative Gesundheitsfolgen abgewendet werden. Einen möglichen negativen indirekten Einfluss auf die körperliche Gesundheit stellt die Non-Compliance einiger christlichen Strenggläubigen dar (Sonnenmoser 2017). Extremer christlicher Glaube kann die Zusammenarbeit mit Medizinern erschweren und negative gesundheitliche Folgen nach sich ziehen. Das ist dann der Fall, wenn wissenschaftliche Zusammenhänge hinterfragt werden und die Inanspruchnahme ärztlicher Behandlungen mit Glaubensmangel gleichgesetzt wird.

3.3 Schlussfolgerung

Christlicher Glaube wirkt sich auf die Gesundheit aus. Über komplexe Wirkungspfade kann die psychische und physische Gesundheit meist positiv aber auch negativ beeinflusst werden. Im Kontext von Public Health ist zu überlegen, wie daraus eine Gesundheitsressource produziert werden kann. Weiterhin ist auch eine Aufgabe mögliche negative Gesundheitseffekte zu minimieren, die durch negatives religiöses Coping und Non-Compliance entstehen können. Klar ist, dass Glaube nicht verschreibungsfähig ist. Man kann ihn weder aufzwingen noch irgendwie herstellen. Es besteht jedoch die Möglichkeit, im Rahmen einer Anamnese mögliche Glaubensressourcen zu identifizieren und gesundheitsförderlich einzusetzen. Im Rahmen der Anamnese und Ressourcenanalyse müssen natürlich auch mögliche negative Effekte bspw. des negativen religiösen Coping erkannt und beseitigt werden. Das stellt jedoch zusätzliche Anforderungen an medizinisches Personal. Dies erfordert eine spezifische Fachkenntnis sich mit Glaubensfragen auseinander setzen zu können. Die Kosten und das Ausmaß an Fortbildungen einer religiösen Komponente sind schwer zu beziffern und stellen eine Barriere in der Umsetzung dar. Auch eine Implementierung religiöser Inhalte, in die Medizin und Psychologie Studiengänge erscheint sinnvoll aber zum jetzigen Zeitpunkt noch nicht realistisch. Wichtig wäre zumindest eine Sensibilisierung der Ärzte anzustreben.

Viele Studien berichten von einer „Religiositätslücke" (religiosity gap) (Freund H 2016, Marquardt und Demling 2016). Diese beschreibt eine Diskrepanz in Glaubensfragen zwischen dem Behandler und dem Patienten. Um die Gesundheitsversorgung im Kontext von Diversity zu verbessern, muss es das Ziel sein, diese Lücke zumindest etwas zu schließen. Es müssten weitere Untersuchungen folgen, besonders in Deutschland. Dies stellt eine weitere Aufgabe für Public Health dar. Die Kosten in der Gesundheitsversorgung steigen. Dabei nehmen psychische Erkrankungen einen beträchtlichen Teil ein. Die Ausschöpfung einer möglichen glaubensbasierten Ressource für die psychische Gesundheit könnte dazu beitragen, die immensen Kosten bspw. einer Psychotherapie effizienter einzusetzen und den Therapieerfolg zu erhöhen. Ebenso kann durch Glaubenskompetenz seitens des medizinischen Personals die Compliance der Patienten verbessert werden.

Diese könnten sich dadurch ernstgenommen fühlen und das Vertrauen in die Therapie sowie den behandelnden Mediziner könnte ansteigen. Weiterhin ist zu überlegen, ob bspw. im Rahmen einer Psychotherapie eine interdisziplinäre Zusammenarbeit mit Geistlichen und Seelsorgern dem Therapieerfolg zuträglich wäre. Der Psychotherapeut könnte wenn sinnvoll zusammen mit dem Seelsorger einen Therapieplan entwerfen bzw. Rat einholen. Dabei entstehen ethische und psychotherapeutisch wissenschaftliche Bedenken. Das individuelle Patientenwohl und der Therapieerfolg sollten aber erste Priorität haben.

Abbildungverzeichnis

Literaturverzeichnis

Bonelli, R. M. (2016) 'Religiosität und psychische Gesundheit – was ist wissenschaftlich belegt?', *Dtsch Med Wochenschr*, 141(25), 1863-1867.

Büssing, A. and Mundle, G. (2012) 'Reliance on God's Help in Patients with Depressive and Addictive Disorders is not Associated with Their Depressive Symptoms', *Religions*, 3(2), 455.

Cobb, M., Puchalski, C. M., Rumbold, B. and Kirkland, R. (2014) *Oxford textbook of spirituality in healthcare*, 1. publ. in paperback ed., Oxford u.a.: Oxford Univ. Press.

Freund H, G. W. (2016) 'Sinnfragen und Religiosität/Spiritualität in der Psychotherapeutenausbildung', *Psychotherapeutenjournal*, 2, 132-138.

Garcia, G., Ellison, C. G., Sunil, T. S. and Hill, T. D. (2013) 'Religion and selected health behaviors among Latinos in Texas', *J Relig Health*, 52(1), 18-31.

Grom, B. (2012) 'Religiosität/Spiritualität – Eine Ressource für Menschen mit psychischen Problemen?', *Psychotherapeutenjournal*, 11(3), 194-201.

Klein, C. and Albani, C. (2007) 'Religiosität und psychische Gesundheit. Eine Übersicht über Befunde, Erklärungsansätze und Konsequenzen für die klinische Praxis', *Psychiat Prax*, 34(02), e02-e12.

Klein, C., Berth, H., Balck, F., Utsch, M. and Büssing, A. (2011) *Gesundheit - Religion - Spiritualität : Konzepte, Befunde und Erklärungsansätze*, Weinheim München: Juventa-Verl.

Koenig, H. G. (2012) 'Religion, spirituality, and health: the research and clinical implications', *ISRN Psychiatry*, 2012, 278730.

Koenig, H. G., King, D. E. and Carson, V. B. (2012) *Handbook of religion and health*, 2. ed. ed., Oxford u.a.: Oxford Univ. Press.

Macilvaine, W. R., Nelson, L. A., Stewart, J. A. and Stewart, W. C. (2013) 'Association of strength of religious adherence to quality of life measures', *Complement Ther Clin Pract*, 19(4), 251-5.

Marquardt, M. and Demling, J. H. (2016) 'Psychotherapie und Religion: Eine repräsentative Umfrage unter Psychotherapeuten in Süddeutschland', *Psychother Psych Med*, 66(12), 473-480.

Sonnenmoser, M. (2010) 'Psychotherapie mit religiösen Fundamentalisten: Religion als Hürde und Chance', *Dtsch Arztebl International*, 9(7), [320]-[321].

Sonnenmoser, M. (2017) 'Religiosität und Spiritualität in der Psychotherapie: Fragen nach dem Sinn des Lebens', *Dtsch Arztebl International*, 16(2), [70]-[73].

Sulmasy, D. P. (2009) 'Spirituality, religion, and clinical care', *Chest*, 135(6), 1634-1642.

Voltmer, E., Büssing, A., Thomas, C. and Spahn, C. (2010) 'Religiosität, Spiritualität, Gesundheit und berufsbezogene Verhaltensmuster bei Pastoren zweier freikirchlich-protestantischer Denominationen', *Psychother Psych Med*, 60(11), 425-433.

Weissenrieder, A. and Etzelmüller, G. (2007) 'Christlicher Glaube und Medizin - Stationen einer Beziehung', *Dtsch Med Wochenschr*, 132(51/52), 2747-2753.

Wigger, S., Murken, S. and Maercker, A. (2008) 'Positive und negative Aspekte religiösen Copings im Trauerprozess', *Trauma und Gewalt*, 2(2), 118-128.

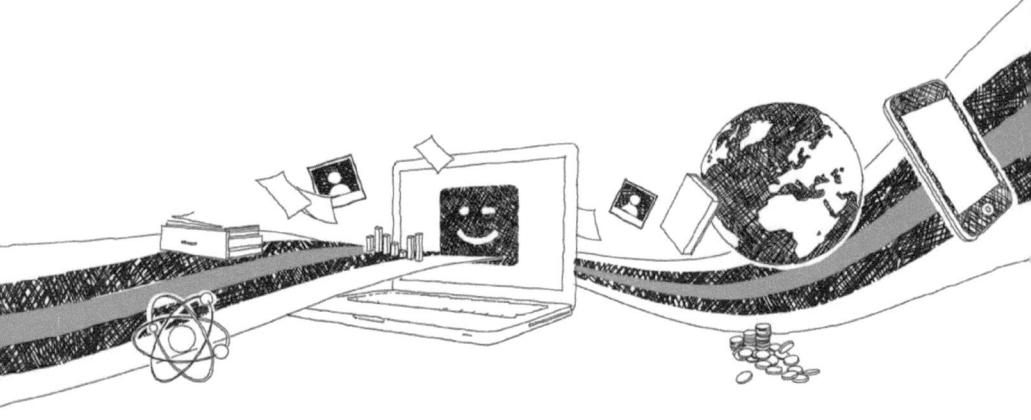
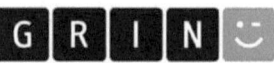